# GESUND durch Ernährung, Bewegung und Schlaf

# Inhaltsverzeichnis

# EINLEITUNG

Themen wie Ernährung, Bewegung und Schlaf sind heutzutage vor allem in der westlichen Welt in aller Munde. Und das zu Recht und mit viel Wohlwollen.

Denn, je mehr darüber gesprochen und gelesen wird, desto besser und desto mehr Menschen kennen sich damit aus, wissen um Vor- und Nachteile, kennen Gefahren und Risiken. Dies wiederum kann mittel- und langfristig zu einer besseren und gesünderen Gesellschaft führen, was wiederum bessere Menschen hervorbringt, und so weiter und so fort. Natürlich ist das ein Wunschdenken und rein hypothetisch. Wenn wir aber alle wollen, dass alle ein besseres und gesünderes Leben leben und jeder Einzelne nicht nur danach strebt, sondern auch danach lebt, dann kann das einen großen Einfluss auf zukünftige Lebensweisen haben.

Aber beginnen wir dort, wo es am einfachsten und am schwierigsten zugleich ist: bei uns selbst.

# Kapitel 1: Ein gesundes Leben führen – was heisst das überhaupt?

Was uns Menschen global verbindet, ist unsere Spezies. Davon abgesehen, könnte das Leben unterschiedlicher kaum sein. Unterschiedliche Kulturen und Bräuche, unterschiedliche Religionen und Ethiken, unterschiedliche Essgewohnheiten. Ein Leben in Japan sieht nun einmal anders aus als ein Leben in Südafrika. Die Meinungen, was ein gesundes Leben auf täglicher Basis alles beinhaltet, weichen stark voneinander ab.

Was uns aber wiederum alle verbindet, ist der Wunsch und das Streben nach einem gesunden und guten Leben. Was genau alles ein gesundes und gutes Leben ausmacht, kann sich wieder extrem unterscheiden, je nach Ort und Kultur. Es ist also schwierig zu definieren, was es denn genau heißt, ein gesundes Leben zu führen. Hier gehen die Meinungen auseinander. Trotzdem gibt es natürlich Orientierungspunkte für uns, welche von wissenschaftlichen Studien kommen. Zu bemerken ist, dass sich der Wissensstand auch hier laufend verändert, das sind also nicht unbedingt fixe und abschließende Werte.

Was uns aber eben als Menschen verbindet, ist der Wunsch nach einem gesunden Leben. Denn ein gesundes und gutes Leben anzustreben, ist nicht nur für die körperliche Gesundheit wichtig, sondern auch für das psychische Wohlbefinden und für die geistige Leistungsfähigkeit. Dazu gehört natürlich auch eine ausgewogene Ernährung, regelmäßige Bewegung und ausreichend Schlaf.

Wir sollten ein gesundes Leben auch als Ganzes ansehen, also aus einem sogenannten holistischen Ansatz heraus. Deshalb unterteilen wir dieses E-Book in die folgenden drei Oberthemen: Ernährung, Bewegung und Schlaf.

Beginnen wir als Erstes mit der Ernährung.

# *Kapitel 2: Ernährung*

Wenn es um die Ernährung geht, könnten die Meinungen nicht weiter auseinandergehen. Gut zu sehen ist dies bei Lebensmitteln und Essgewohnheiten, wo wir gerade in der westlichen Welt immer wieder Mythen von unseren Eltern oder Großeltern aufgetischt bekommen, die nur, weil sie ihnen so erzählt wurden, nicht (mehr) stimmen.

Ein paar Beispiele solcher Mythen sind:

- Blattsalat ist sehr reich an Vitaminen und Ballaststoffen: Stimmt so nicht. Blattsalate bestehen fast nur aus Wasser und weisen praktisch keine Nährwerte auf

- Am Abend essen macht dick: Stimmt so nicht. Es kommt ganz einfach auf die Gesamtzufuhr an Kalorien und den

Verbrauch eines Menschen an (schauen wir uns später genauer an)

- Zu viel Eier sind gefährlich: Stimmt so nicht. Nur, wer schon ein Cholesterinproblem hat (häufig übergewichtige Menschen), sollte den Eierkonsum im Auge behalten. Für alle anderen sind Eier unbedenklich, da der Körper den Cholesterinhaushalt regelt. Heißt mit anderen Worten, isst du viele Eier, fährt der Körper die eigene Cholesterinproduktion herunter und balanciert aus

Es gibt unzählige weitere Mythen, auch hier wieder, je nach Ort auf der Welt und je nach Kultur und so weiter und so fort.

Ernährungsformen/Ernährungsweisen:

Heutzutage gibt es unzählige verschiedene Ernährungsformen, die unterschiedlicher kaum sein könnten, jede mit ihren dazugehörigen Befürwortern und natürlich auch Gegnern. Kommt es zu der Ernährungsweise, ergreifen wir sehr schnell Partei, ähnlich, wie wir das in der Politik tun. Und ganz ähnlich, wie in der Politik, kommt es auch in der Ernährungsweise sehr schnell zu einer idealisierten Vorgehensweise.

Davon ausgenommen sind aber selbstverständlich Menschen, die aus religiösen Gründen einer strikten Ernährungsweise folgen. Muslime, beispielsweise, dürfen aus religiösen Gründen kein Schweinefleisch essen. Die meisten Hindus essen gar kein Fleisch, weil sie keine Tiere verletzen wollen, da sie an Wiedergeburt glauben und das Tier die Wiedergeburt eines geliebten Menschen sein könnte. Des Weiteren essen Hindus ganz sicher niemals Rindfleisch, weil die Kuh heilig ist.

Ein weiterer Grund, weshalb Menschen einer strikten Ernährungsweise folgen, kann eine Lebensmittelunverträglichkeit sein. Menschen mit einer Laktoseintoleranz fehlt das Enzym Laktase, welches nötig ist, um Milchzucker in entsprechende Produkte aufzuspalten, sie sollten also auf Milchprodukte verzichten.

Hauptsächlich aus ethischen Gründen stellen sich Befürworter der veganen Ernährungsweise gegen tierische Produkte und damit auch gegen Befürworter der „Carnivore-Diet" (Menschen, die sich ausschließlich oder fast ausschließlich von Fleisch ernähren) und umgekehrt auch. Vegetarier finden, dass man auf Fleisch verzichten sollte, Milchprodukte und Eier sind ihrer Ansicht nach aber sehr wichtig und gesund.

Es kann also sehr schnell sehr verwirrend werden, welche Ernährungsweisen denn jetzt überhaupt gesund sind, vieles ist auch einfach nur ein Trend. Davon profitieren dann natürlich auch die Marketing-Abteilungen von großen Lebensmittelhändlern, welche das geschickt auszunutzen wissen.

Hier ist es wichtig für den einzelnen Menschen, nicht einfach blind einem Trend zu folgen, sondern die Dinge kritisch zu hinterfragen. Das ist manchmal einfacher gesagt, als getan, umso mehr noch, weil mit den Sozialen Medien jede und jeder sehr schnell nicht nur zum Experten „ihrer/seiner" Ernährungsweise wird, sondern diese auch noch mit großer Vehemenz vertritt. Es lohnt sich also durchaus, nicht gleich auf den ersten Zug aufzuspringen, sondern sich erst einmal mit den verschiedenen Ernährungsformen ein wenig genauer auseinanderzusetzen.

Um dir einen besseren Überblick zu geben, was es überhaupt für Ernährungsformen gibt und worin sie sich unterscheiden, schauen wir uns die Bekanntesten genauer an. Was hier noch anzumerken ist, ist, dass sehr oft Menschen begeistert von ihrer Ernährungsweise erzählen, wenn sie sie ändern, es kann also durchaus idealistische Züge annehmen. Das ist mit Vorsicht zu genießen und das geht am besten, wenn du dir in einem Selbstversuch ein Bild über die angestrebte Ernährungsform machst.


Die verschiedenen Ernährungsformen:

Omnivore:

Wahrscheinlich immer noch die Ernährungsweise, der die meisten Menschen folgen, ist unter dem Namen „Omnivore" bekannt, also „Allesfresser". Das heißt, ein Mix aus tierischen, wie auch pflanzlichen Quellen. Verzichtest du beispielsweise nicht auf Eier, oder nicht auf Fleisch, gehörst du mit großer Wahrscheinlichkeit zu den Omnivoren.

Vegetarismus:

Mittlerweile in der Gesellschaft sehr breitflächig „akzeptiert" ist der Vegetarismus. Vegetarier verzichten in ihrer Nahrung auf Fleischprodukte. Meist essen sie aber andere tierische Produkte wie Eier und Milchprodukte.

„Carnivore-Diet":

Dieser Trend ist relativ neu und kommt, wie du dir wahrscheinlich denken kannst, aus den USA. Wie es der Name schon sagt, wird bei dieser Ernährungsweise nur oder fast nur Fleisch gegessen. Also rotes Fleisch (Rind, Wild, Schwein, Vögel). Einige integrieren auch Fisch und Eier in ihre Diät. Da diese Form sehr jung ist, sind auch noch keine fundierten wissenschaftlichen Studien (vor allem keine Langzeitstudien) darüber gemacht worden. Alle Informationen, auf die wir hier zurückgreifen können, stammen aus direkten Erfahrungsberichten von Menschen, die sich der „Carnivore-Diet" für kürzere oder auch für längere Zeit verschrieben haben. Viele der Befürworter sprechen von weniger Verdauungsproblemen und einfacher Gewichtsabnahme, was auch Sinn macht, da diese Lebensmittel fast keine Kohlenhydrate enthalten. Es muss aber darauf geachtet werden, dass genug Fett gegessen wird, zum Beispiel in Form von Ölen und Speck. Bei spezifischem Interesse der „Carnivore-Diet", sollte im Vorfeld und auch laufend Blutuntersuchungen durchgeführt werden, um sicher zu gehen, dass keine Komplikationen vorliegen und der Körper gesund ist.

Veganismus:

Neben der „Carnivore-Diet" wahrscheinlich die polarisierendste Ernährungsform in diesen Tagen, ist der Veganismus, welcher seit einigen Jahren den Weg in den Mainstream gefunden hat. Veganer verzichten komplett auf tierische Produkte, essen also weder Fleisch und Fisch, noch Eier und Käse und so weiter und so fort. Sie ernähren sich komplett pflanzlich. Im Veganismus ist es, durch das Fehlen von verschiedenen Vitaminen, besonders wichtig, dass die fehlenden Vitamine, beispielsweise Vitamin B12, welches fast nur in Fleisch- oder Milchprodukten vorhanden ist, supplementiert werden. Welche Supplements auch du in deinen Alltag einbauen solltest, schauen wir uns später im Kapitel genauer an.


Ketogene Ernährung:

In der ketogenen Diät wird, ähnlich wie bei der „Carnivore Diet", fast komplett auf Kohlenhydrate verzichtet. Der Schwerpunkt liegt bei den Fetten. Verschiedene Öle, Nüsse, Eier, Käse, Joghurt können gegessen werden. Das Ziel ist, zur Ketose zu gelangen. Da praktisch keine Kohlenhydrate aufgenommen werden, kann keine Glukose produziert werden. Dafür werden Ketonkörper aus Fett verbrannt. Das ist dann auch gleich einer der Vorteile einer ketogenen Ernährung: die einfache Gewichtsabnahme.


Flexitarismus:

Flexitarier sind die Menschen, die sich zwar kaum Fleisch oder Fisch gönnen, aber dennoch nicht komplett darauf verzichten wollen. Von dem wenigen Fleisch- und/oder Fischkonsum abgesehen, ernähren sie sich wie Vegetarier.


Pescetarismus:

Pescetarier sind ähnlich wie Vegetarier. Sie essen kein Fleisch, essen aber Fisch und teilweise auch andere Meerestiere.

Dies sind einige der heutigen bekanntesten Ernährungsweisen. Man hört viel, dass eine „ausgewogene Ernährungsweise" das

Wichtigste sei, wie du jetzt aber gesehen hast, kommt das auch ganz darauf an, welche Ernährungsform du in deinen Alltag einbaust. Für viele Menschen gilt aber weiterhin, dass sie sich „Omnivore" ernähren, also „ein bisschen von allem". Deshalb schauen wir uns das gleich genauer an. Es sollte eine ausgewogene Ernährung angestrebt werden, seit wir ein gesundes Leben leben wollen.Was eine gesunde Ernährung beinhaltet, schauen wir uns gleich genauer an.

Wenn eine dieser Formen speziell dein Interesse geweckt hat, kann es durchaus Sinn machen, dass du sie erst einmal testest. Beispielsweise kannst du eine Woche oder noch besser einen Monat lang eine „Carnivore-Diet" oder auch Veganismus versuchen, nur, um zu schauen, was sich verändert in deinem Leben und Körper, ob du dich anders oder besser fühlst. Es kann gut sein, dass du dann mehrere Monate in einer Form verweilst, weil es dich anspricht, scheue dich aber nicht davor, diese wieder zu ändern, wenn dir danach ist. Ganz im Allgemeinen kann es nicht schaden, hier offener zu sein und weniger idealistisch (im fanatischen und aufgezwungenen Sinn) zu leben.


Zurück zu der ausgewogenen Ernährung als „Omnivore".

Es gilt: je abwechslungsreicher die Ernährung, desto besser. Das beinhaltet reichlich Gemüse und Obst, Fleisch und Fisch maßvoll, möglichst wenig verarbeitete Lebensmittel (wenig Fertiggerichte), Zucker (auch Süßgetränke!) nur sehr sporadisch, ausreichend Wasser oder Tee trinken. Das ist jetzt gewollt sehr allgemein gehalten, denn es bringt nichts, jemandem spezifische

Lebensmittel aus- oder einzureden. Im Großen und Ganzen schadet es kaum, wenn man sich ab und an einen Hamburger oder eine Pizza gönnt, solange es eben nur ab und an und nicht jeden Tag ist. Jeder Mensch hat auch eigene Geschmäcker und sollte sich daran orientieren, jeweils mit dem Gedanken im Hinterkopf, je abwechslungsreicher die Ernährung, desto besser.

Ein Punkt, welcher ebenfalls zum Thema Ernährung gehört, sind die zum Teil herrschenden Missverständnisse über den Kalorienbedarf eines Menschen und den Überschuss an Kalorien, respektive das Verlieren von Fett (man hört häufig „Gewichtsabnahme", was aber nicht ganz korrekt ist. Die meisten Menschen wollen ihren Fettgehalt reduzieren und nicht das Gewicht) und wie gerade Hersteller von Nahrungsergänzungsmitteln (Supplements) damit Profit machen wollen.

Brechen wir alles herunter:Der Kalorienbedarf eines Menschen ist sehr individuell. Liest du auf einer Verpackung, dass der Kalorienbedarf eines Menschen 2000 kcal ist, dann ist das eben genau das: eine Referenzmenge für den durchschnittlichen Erwachsenen. Versteife dich nicht zu fest auf diesen Wert, denn es kommt ganz darauf an, wie viel Bewegung du auf täglicher Basis hast (falls du dich noch wenig bewegst, keine Sorge, wir schauen uns im folgenden Kapitel verschiedene Möglichkeiten ganz genau an), wie groß und wie schwer du bist, was dein Ziel ist, und so weiter und so fort.

Der Kalorienbedarf setzt sich aus Makro- und Mikronährstoffen zusammen. Makronährstoffe sind Kohlenhydrate (z.B. Kartoffeln, Reis, Hülsenfrüchte), Proteine oder auch Eiweiß (z.B. Fleisch, Fisch, Eier) und Fette (z.B. Olivenöl, Nüsse, aber auch in

Rindfleisch steckt Fett). Makronährstoffe sind sozusagen die Kraftstoffe für unsere Körper.

Mikronährstoffe sind alle Dinge, die uns nicht unbedingt Energie liefern, die aber dennoch essenziell für ein gesundes Leben sind. Dazu gehören Vitamine, Mineralstoffe, Kalium, Magnesium, Zink, Eisen usw. Wie die Verteilung der Menge an Makronährstoffe aussieht, also wie viel Gramm davon Kohlenhydrate, Protein und Fett sind, hängt davon ab, was dein Ziel ist. Nimmst du weder groß zu noch ab, dann gleichst du deinen Verbrauch/Bedarf gut aus. Willst du Fett verlieren, musst du entweder deine Kalorienzufuhr vermindern oder dich mehr bewegen. Willst du Muskeln zulegen (dazu gehört natürlich auch der passende Sport), dann musst du deine Kalorienzufuhr erhöhen. Am Ende des Tages geht es also immer darum, ob du deinen Bedarf/Verbrauch hältst oder ob du in einem

Kaloriendefizit oder in einem Kalorienüberschuss bist.

Es kann durchaus sinnvoll sein, deinem Körper Mikronährstoffe per Supplements zuzuführen, wenn du es beispielsweise nicht schaffst, täglich mehrere Portionen Obst und Gemüse zu essen (aus welchem Grund auch immer). Die Supplements schauen wir uns als Nächstes an.

## *Supplements (Nahrungsergänzung)*

Supplements sind kein Nahrungsersatz, sondern eine Nahrungsergänzung. Bevor du daran denkst, Supplements in deine tägliche Ernährung einzubauen, stellst du besser erst sicher, dass du bereits eine ausgewogene Ernährung hast. Dann lohnt sich auch ein Blick zu den Supplements. Die Auswahl ist riesig und die Wahl kann dementsprechend verwirrend und schwierig sein. Durch den riesigen Markt bedingt, werden auch viele Supplements angeboten, deren Wirksamkeit wissenschaftlich nicht nachgewiesen werden konnte (oder auch solche, die kompletter Unsinn und reine Geldmacherei sind, wie beispielsweise ein „Fettverbrenner"). Von diesen solltest du die Finger lassen. Im Folgenden findest du die wichtigsten Supplements, bei denen es du dir durchaus überlegen solltest, sie in deinen täglichen Bedarf aufzunehmen.

Vitamin D: Vitamin D nimmt man hauptsächlich von der Sonne direkt auf. Das Problem ist aber, dass es gerade in den Wintermonaten in unseren Breitengraden schwierig ist, täglich genug Sonne zu bekommen. 5000 IE Vitamin D pro Tag ist für einen Erwachsenen sinnvoll, dies ist in Tablettenform erhältlich.

Vitamin C: Wenn du dich ausgewogen ernährst, ist die Supplementierung von Vitamin C nicht nötig, sonst aber sinnvoll.

Zink: Auch hier, wenn du dich ausgewogen ernährst (tierische und pflanzliche Produkte), ist die Supplementierung von Zink nicht nötig, sonst aber sinnvoll (Veganer).

Magnesium: Ist vor allem in Sportlerkreisen aufgrund krampfvorbeugender und -lösender Eigenschaften bekannt.

Omega 3: Omega 3 Fettsäuren sind besonders für die Gesundheit von Herz und Gehirn sehr wichtig und wahrscheinlich eines der besterforschten Supplemente.

CBD-Öl: Etwas, was erst seit ein paar Jahren mehr Aufmerksamkeit bekommt, ist CBD-Öl. CBD ist ein wahres (und natürliches) Wundermittel und kann vor allem bei Entzündungen und Schmerzen (auch bei Arthrose und Arthritis) eingesetzt werden.

# KAPITEL 3: BEWEGUNG

Zu einem gesunden Leben gehört neben einer ausgewogenen Ernährung, wie wir sie im Kapitel zuvor angeschaut haben, eine regelmäßige Bewegung genauso mit dazu. Viele sitzen aus beruflichen Gründen mehrere Stunden pro Tag nur an einem Schreibtisch und bewegen sich kaum. Wird dann auch noch der Arbeitsweg per Auto gemeistert, sieht dann schnell ein Tag folgendermaßen aus: Aufstehen - Auto - Büro - Auto - Sofa - Bett. Die paar Schritte, die dazwischen liegen, sind definitiv zu wenig, um von einer regelmäßigen Bewegung sprechen zu können. Arbeitest du in einem Bürojob, musst du dich bewusst mehr bewegen.

Auch hier gilt wieder, das Ganze mit einem holistischen Blick anzuschauen: Regelmäßige Bewegung ist nicht nur für körperliche Gesundheit immens wichtig, sondern auch für dein psychisches Wohlbefinden und deine geistige Leistungsfähigkeit. Wenn du demnach zu Fuß spazieren oder mit dem Fahrrad zur Arbeit fahren kannst, änderst du schon nur damit einiges. Ist dir das nicht möglich aufgrund von einem zu langen Arbeitsweg, sind andere Maßnahmen nötig.

Viele verbinden Bewegung gerne mit Outdoor-Aktivitäten. Und damit ist nicht gemeint, dass du unbedingt die Laufschuhe schnüren musst. Oft unterschätzt werden schon nur Spaziergänge, also einfach rausgehen und spazieren, ohne ein Ziel zu haben. Das scheint völlig unserer heutigen Herangehensweise an die meisten Dinge zu widersprechen, bei denen wir immer alles in möglichst kurzer Zeit herausholen wollen. Bei einem Spaziergang dagegen lassen wir all diesen Ballast zu Hause. Versuche es.

Wenn du die Möglichkeit hast, spaziere am besten in der Natur, beispielsweise in einem Wald oder an einem Fluss entlang.

Ausgiebige Spaziergänge, zwischen 30 und 60 Minuten pro Tag, auch aufgeteilt in mehrere Spaziergänge, haben viele, darunter die folgenden Vorteile:

- Du bewegst dich und bist gleichzeitig auch noch an der frischen Luft - das tut dir grundsätzlich immer gut

- Bei Blockaden und Problemen (gerade in kreativen Berufen) bekommst du kurz eine Auszeit und eventuell eine andere Sicht auf die Dinge

- Vor dem Einschlafen kann ein kurzer, 15-minütiger Spaziergang Wunder bewirken, wenn du Mühe mit Einschlafen hast

- Spaziergänge senken das Risiko von vielen Krankheiten wie Herz-Kreislauf-Erkrankungen, Diabetes, Depression, Krebs

- Diese Zeit ist für dich; Lass dein Handy am besten zuhause oder schalte es mindestens in den „Nicht stören"-Modus

Natürlich gibt es neben Spaziergängen zahllose andere Outdoor-Aktivitäten, dies nur zu Beginn als oft übersehene und gute Möglichkeit, einfach zu mehr Bewegung zu kommen.

Weitere Möglichkeiten sind:

Radfahren: Seit das Elektro-Fahrrad den Markt erobert hat, sind auch immer mehr ältere Menschen auf dem Fahrrad zu sehen.

Die Einfachheit des Radfahrens spricht für sich.

Laufen: Immer noch eine der beliebtesten Outdoor-Aktivitäten hierzulande ist Laufen. Noch einfacher als Radfahren, da außer ein paar Laufschuhe nichts benötigt wird und überall gelaufen werden kann. Bei den Laufschuhen sollte allerdings nicht gespart werden, um Gelenkproblemen vorzubeugen.

Schwimmen: In den Sommermonaten ist Schwimmen in einem Freibad eine super Alternative zu den Aktivitäten an Land. Schwimmen hat einige sehr große Vorteile zu anderen Aktivitäten: Im Wasser ist dein Körper leichter, auch wenn du (noch) nicht so gut in Form bist, kannst du hier leicht deine Muskulatur aufbauen und stärken, ebenfalls ist regelmäßiges Schwimmen immens gut für die Verbesserung deiner

Kondition. Schwimmen ist ein guter Ausgleich zu anderen Aktivitäten.

Das sind einige der Outdoor-Aktivitäten, die relativ einfach umgesetzt werden können. Im Folgenden schauen wir uns noch einige Indoor-Aktivitäten an, wobei natürlich Schwimmen und Laufen auch Indoor praktiziert werden können.

Krafttraining: Training mit Gewichten bietet, richtig praktiziert, viele Vorteile für deine Gesundheit. Muskeln stabilisieren Gelenke und Bänder und schützen vor Verletzungen. Krafttraining kann neben der körperlichen Gesundheit auch großen Einfluss auf dein psychisches Wohlbefinden haben.

Tennis: In einem Tennismatch werden praktisch alle Muskelgruppen trainiert und daher eignet es sich hervorragend als Ganzkörpertraining. Wichtig ist hier wie beim

Laufen, nicht bei der Qualität der Schuhe zu sparen.

Yoga: Immer größerer Beliebtheit in der breiten Gesellschaft erfreut sich Yoga. Das kommt nicht von ungefähr. Für viele verbindet Yoga körperliche Bewegung und geistiges Wohlbefinden perfekt. Das Praktische daran ist auch, dass du außer einer Yogamatte keine weiteren Utensilien brauchst, um Yoga praktizieren zu können.

Als Ausgleich zu den Outdoor- und Indoor-Aktivitäten und als aktive Erholung bietet sich ein regelmäßiges Stretching optimal an, um Verspannungen zu lösen, Beweglichkeit zu fördern und auch ganz allgemein um den Körper besser zu spüren und wahrzunehmen. Du findest im Internet unzählige Videos mit guten Anleitungen dazu, orientiere dich einfach an einer guten Reputation.

Das Thema Bewegung solltest du auf jeden Fall ernst nehmen, willst du ein gesundes Leben führen. Und, wie zu Beginn erwähnt, es muss nicht immer gleich etwas sein, bei dem du eine teure Ausrüstung brauchst, sondern du machst schon vieles richtig, wenn du regelmäßige Spaziergänge unternimmst. Wie bei der Ernährung gehen wir nachfolgend noch auf zwei Bewegungs- und Fitnessmythen ein, die dir vielleicht auch schon untergekommen sind.

Mythos #1: Laufen macht am schnellsten schlank

Stimmt natürlich nicht. Wie du gelernt hast, kann du dich durch ganz verschiedene Arten bewegen. Wenn du regelmäßig lange spazieren gehst, kann dich das schlanker machen, als laufen. Dazu kommt, wie du gelernt hast, dass die Ernährung, der

Kalorienbedarf- und Verbrauch essenziell ist und um schlanker zu werden, also ein Kaloriendefizit.


Mythos #2: Erst nach 30 Minuten Bewegung beginnt die Fettverbrennung

Stimmt so nicht. Der Körper weiß ja nicht, was 30 Minuten sind. Er beginnt bei Bewegung direkt ab Sekunde eins mit der Verbrennung von Fett und Kohlenhydraten.

# Kapitel 4: Schlaf

Je kürzer dein Schlaf, desto kürzer dein Leben. Dieses Statement stimmt so gar nicht mit der häufigen Lebensrealität in unserer Gesellschaft überein. Es ist zum Teil schon fast verpönt, lange zu schlafen. Gibst du im Büro mit nur vier Stunden Schlaf an, da du ja dermaßen viel arbeitest, stehen die Chancen gut, dass du Anerkennung dafür findest. Und dies, obwohl mittlerweile in Studien nachgewiesen wurde, wie fatal Schlafmangel sein kann und wie wichtig ausreichend Schlaf ist.

Du hast wahrscheinlich auch schon von den verschiedenen Schlafphasen gehört, darunter vom „berühmten" REM-Schlaf. Bevor wir uns anschauen, welche Risiken ein Schlafmangel birgt und dann auch auf Tipps für einen gesunden und guten Schlaf eingehen, behandeln wir im Folgenden für dein besseres Verständnis zuerst die verschiedenen Schlafphasen.

Schlaf ist entscheidend für deine körperliche wie auch geistige Erholung und eine nicht verhandelbare biologische Notwendigkeit. Während du schläfst, verarbeitet dein Gehirn alles, was wir den Tag hindurch erleben, also auch Stress und Konflikte.

Wach:

Vor dem Einschlafen sind wir natürlich im wachen Zustand. Aber auch die ganze Schlafenszeit und durch die Schlafphasen hindurch, wachen wir immer wieder kurz auf, bis zu 30 Mal. Das ist ganz normal und womöglich auf unsere Vorfahren zurückzuführen. Das Aufwachen war ein überlebenswichtiger Mechanismus, um sich regelmäßig zu vergewissern, dass keine Gefahr um einen herum lauerte. Diese

Aufwachphasen sind meistens so kurz, dass du dich am Morgen nicht daran erinnern kannst.


Leichtschlafphase:

Direkt nach dem Einschlafen, was je nach Person unterschiedlich lang dauert, folgt die Leichtschlafphase. Die Muskeln entspannen sich langsam. Wir verbringen etwa die Hälfte, also den Großteil unseres gesamten Schlafes in einer Nacht (oder Tag, falls du in der Nacht arbeitest), in dieser Phase. Leichtschlaf ist, anders als noch vor ein paar Jahren in der Schlafforschung angenommen, für die Gedächtnisbildung, aber auch für die physische Erholung, genauso wichtig wie die Tiefschlaf- und REM-Phase.


Tiefschlafphase (Non-REM-Phase):

Auf die Leichtschlafphase folgt langsam die Tiefschlafphase, die auch Non-REM-Phase genannt wird. REM steht für „Rapid Eye Movement", dazu gleich mehr. In der Tiefschlafphase sinkt die Körpertemperatur leicht und der Herzschlag verlangsamt sich. Wie die Phase schon sagt, schlafen wir tief und manche Menschen lassen sich nur sehr schwer aufwecken. Tiefschlaf unterstützt die körperliche Erholung, das Gedächtnis und die Lernprozesse. Wenn du dich nach dem Aufstehen super erholt fühlst, hast du wahrscheinlich viel Zeit im Tiefschlaf verbracht. Die Tiefschlafphase ist eher zu Beginn der Nacht. Auf diese Phase folgt meist eine Phase leichteren Schlafs.

REM-Phase (oder auch „Traumschlafphase"):

Nach einer kurzen Episode im Leichtschlaf fällt man in die REM-Phase. Wie zuvor kurz erwähnt, steht REM für „Rapid Eye Movement", was so viel heißt wie „schnelle Augenbewegungen". Damit ist gemeint, dass sich die Augen schnell unter den Lidern bewegen. Das bemerkst du aber natürlich nicht. Diese Phase ist meist spät in der Nacht oder schon gegen frühen Morgen. In der REM-Phase träumen wir häufig lebhafter, man wacht aber auch leichter auf. Wir verbringen zwischen 10 und 20 % unseres Schlafes in dieser Phase und sie ist ausschlaggebend für deine Stimmung (wie du dich fühlst), wenn du aufstehst. Diese Phasen wiederholen sich mehrmals pro Nacht in Zyklen, zu Beginn mit mehr Tiefschlaf- und weniger REM-Phasen, dann später das Gegenteil, mehr REM- und weniger Tiefschlafphasen.

Schlafmangel ist ein in unserer Gesellschaft oft nicht wirklich ernst genommenes Thema, obwohl die Auswirkungen und Risiken fatal sein können und im völligen Gegensatz zu einem gesunden Leben stehen. Die Facetten und Risiken von Schlafmangel, vor allem über eine längere Zeit oder gar dauerhaft, sind groß:

- Reaktionsgeschwindigkeit, Urteilskraft und Gedächtnis sind eingeschränkt, was sich in ungeschicktem und langsamem Handeln und (oftmals) in schlechten Entscheidungen offenbart. Beispielsweise im Straßenverkehr oder auf der Arbeit, was eine Gefahr ist

- Dauerhafter Schlafmangel wirkt sich negativ auf unser Immunsystem aus. Während des Schlafs steigt die Zahl der Antikörper, bei zu wenig Schlaf ist die Infektanfälligkeit höher

- Dauerhafter Schlafmangel erhöht das Risiko von Fettleibigkeit und Diabetes, weil Menschen bei akutem

Schlafdefizit insulinresistent werden können

- Dauerhafter Schlafmangel erhöht das Risiko eines Herzinfarktes und Schlaganfalles, weil unser Nervensystem auf zu wenig Schlaf wie auf eine äußerliche Gefahr reagiert und der Anteil des Stresshormons Cortisol im Blut steigt

- Schlafmangel wirkt sich negativ auf die Muskulatur aus. Muskelwachstum geschieht größtenteils in der Ruhephase, also während des Schlafs

Du siehst also, es ist sicherlich gut, Schlaf nicht auf die leichte Schulter zu nehmen, sondern sich ernsthaft darüber Gedanken zu machen. Doch was ist die optimale Schlafdauer, nach der du streben solltest? Das unterscheidet sich, je nachdem wie alt du bist, aber erwachsene Personen sollten nach mindestens 7 Stunden streben. Mit mindestens 7 Stunden Schlaf verbessern sich unsere kognitiven Fähigkeiten, was immens wichtig ist, damit wir lernen und arbeiten können und uns zurechtfinden. Bei weniger als 7 Stunden Schlaf sind wir anfälliger für Konzentrationsschwächen und bei viel weniger hast du zuvor bereits gelernt, was Schlafmangel alles anrichten kann.Bei Personen über 65 Jahren ist es ganz normal, dass sie mit etwas weniger Schlaf auskommen.

Neben der Schlafdauer spielt ergänzend auch die Schlafqualität eine wichtige Rolle. Auf einer guten Matratze zu schlafen, kann hier einen großen Unterschied machen. Und seitdem wir fast ein Drittel unseres Lebens darauf verbringen, solltest du dabei nicht bei der Qualität sparen. Des Weiteren sollten

Störfaktoren wie Lärm und Schnarchen wenn möglich umgangen werden.

Tipps für besseren Schlaf:

- Regelmäßigkeit: Versuche, sowohl an Wochentagen als auch an Wochenenden einen gewissen Rhythmus in deine Schlafzeiten zu bringen. Das heißt, dass du an Wochenenden nicht bis mittags schläfst, wenn du das unter der Woche nicht auch so handhabst.

- Temperatur: Schaue, dass es in deinem Schlafzimmer nicht zu warm ist, das beeinflusst deine Schlafqualität sonst negativ. Eine Temperatur um die 18° sollte, wenn möglich, für einen besseren Schlaf angesteuert werden

- Müdigkeit: Gehe erst ins Bett, wenn du müde bist. Kannst du nicht einschlafen, weil du noch zu wach bist, dann gehe in einen anderen Raum. Bleibst du wach im Bett, assoziiert dein Gehirn nämlich den Schlafort sehr schnell falsch. Oder anders ausgedrückt: Du setzt dich auch nicht an den Esstisch, ohne dass du hungrig bist, wieso solltest du demnach im Bett warten, bis du müde bist?

- Abschalten: Die Anforderungen an uns im Alltag sind meist hoch, die ständige Erreichbarkeit macht das nicht besser. In einer Welt voll von Technologie müssen wir uns ganz bewusst Zeit für uns nehmen. Kurz vor dem Schlafengehen durch deine Sozialen Medien zu scrollen, stößt Dopamin aus und weckt dich eher auf, als dass es dich müde macht. Nicht das, was du direkt vor dem Schlafengehen willst. Es kann sich durchaus positiv auf deinen Schlaf auswirken, wenn du eine Zeit lang vor dem Schlafengehen dein Handy in den „Nicht-stören“-Modus schaltest und weglegst. Du musst ja nicht gleich damit beginnen, das Handy schon eine Stunde davor wegzulegen. Besser, du beginnst mit zehn Minuten und steigerst dich dann, wenn möglich. Das Gleiche solltest du auch bei anderen Bildschirmen, namentlich TV und Computer, tun

- „Schlaflampe“: Damit ist nicht eine Lampe gemeint, die du über Nacht brennen lässt, wie man das als Kind manchmal kannte, sondern eine Lampe, deren Licht du dimmen kannst. So kannst du am späteren

Abend und vor dem Schlafengehen das grelle Licht langsam dimmen, womit sich dein Körper automatisch auf ein baldiges Schlafengehen einstellen wird

Mit diesen Tipps solltest du schon sehr viel Unterschied machen können auf dem Weg zu einem gesünderen und besseren Schlaf. Nachfolgend gehen wir noch auf ein paar Mythen ein, die du vielleicht auch schon kennst.

Mythos #1: Vorschlafen funktioniert

Der Körper kann Erholung nicht speichern und es bringt demnach nichts, vor einer langen Partynacht schnell mal am Nachmittag ein paar Stunde „vorzuschlafen“

Mythos #2: Bei gutem Schlaf schläft man durch

Diesen Mythos haben wir bereits bei den verschiedenen Schlafphasen aufgedeckt. Es ist ganz normal, nachts mehrmals aufzuwachen und das passiert auch jedem Menschen, nur erinnert er sich in den meisten Fällen am Morgen nicht mehr daran

Mythos #3: „Powernapping" schadet dem Nachtschlaf

Falsch und ganz im Gegenteil. Bei einem kurzen Powernapping von maximal 20 Minuten fällt man nicht in die Tiefschlafphase, was wichtig ist, um dem Körper nicht das Signal von komplettem Ruhen zu gebe. Es ist aber ein sehr guter Weg, um Erschöpfung und Burnout vorzubeugen. In der Nacht schläfst du dann dadurch sogar eher noch besser

# *SCHLUSSWORT*

Für ein gesundes Leben ist es also von enormer Wichtigkeit, alle Aspekte, von der Ernährung über die Bewegung bis hin zum Schlaf, genau anzuschauen und sich der Gefahren bei einem ungesunden Leben und Defiziten in diesen Bereichen bewusst zu werden. Die Möglichkeiten zur Richtungsänderung sind zahlreich, und für eine Verbesserung ist nie zu spät. Es kann sich lohnen, verschiedene Dinge auszuprobieren, möglichst ohne Vorurteil, und dann gegebenenfalls damit weiter zu gehen oder wieder Anpassungen und Änderungen vorzunehmen. Nimm kleine Schritte und mach kleine Veränderungen. Auf dem Weg zu einem gesünderen und besseren Leben, nicht nur für dich, sondern auch für alle anderen Menschen.

# *IMPRESSUM*

Text: Copyright © 2020 by ALI KALAI TLEMCANI

Impressum:

ALI KALAI TLEMCANI

1 Complexe El hassani Immeuble Amal 2

90000 TANGIER

Marokko





Fotos: © megija
/ https://depositphotos.com/29716537/stock-illustration-abstract-cardiogram.html

**Wichtiger Hinweis:**

Die in diesem Buch enthaltenen Informationen dienen ausschließlich informativen Zwecken und dürfen unter keinen Umständen als Ersatz für eine professionelle Beratung oder Behandlung durch ausgebildete und anerkannte Ärzte angesehen werden. Diese beinhalten keinerlei Empfehlungen bezüglich bestimmter Diagnose- oder Therapieverfahren. Die Inhalte dürfen niemals als eine Aufforderung zur Selbstbehandlung oder als Grundlage für Selbstdiagnosen und -medikation verstanden werden. Die Informationen spiegeln lediglich die Meinung des Autors wieder. Der Autor übernimmt für die Art oder Richtigkeit der Inhalte keine Garantie, weder ausdrücklich noch impliziert.

Sollten Inhalte des Buches gegen geltendes Recht verstoßen, dann bittet der Autor um umgehende Benachrichtigung. Die betreffenden Inhalte werden dann umgehend entfernt oder geändert.